BEI GRIN MACHT SICH IHR
WISSEN BEZAHLT

Nathalie Heiß

Das Salutogenesemodell nach Aaron Antonovsky

Die Anwendung in der physiotherapeutischen Versorgung des geriatrischen Patienten

GRIN Verlag

Bibliografische Information der Deutschen Nationalbibliothek:

Die Deutsche Bibliothek verzeichnet diese Publikation in der Deutschen National-
bibliografie; detaillierte bibliografische Daten sind im Internet über http://dnb.d-
nb.de/ abrufbar.

Impressum:

Copyright © 2013 GRIN Verlag GmbH
Druck und Bindung: Books on Demand GmbH, Norderstedt Germany
ISBN: 978-3-656-51798-6

Dieses Buch bei GRIN:

http://www.grin.com/de/e-book/263087/das-salutogenesemodell-nach-aaron-
antonovsky

Diploma - Hochschule

Private staatlich anerkannte Hochschule
University of Applied Sciences

Studiengang Medizinalfachberufe, Schwerpunkt: Lehre
Hausarbeit im Modul Gesundheitspolitik

Die Anwendung des Salutogenesemodells nach Aaron Antonovsky in der physiotherapeutischen Versorgung des geriatrischen Patienten

vorgelegt von: Nathalie Heiß

                        Studienzentrum München

Bearbeitungszeitraum: 25.05.2013 bis 20.07.2013

Abgabetermin am: 20.07.2013

Inhaltsverzeichnis

1. Der Demografische Wandel in der Bundesrepublik Deutschland

1.1 Prognosen und Zahlen

„Unsere Gesellschaft vergreist zunehmend."[1] Im Jahr 2060 wird laut einer aktuellen Pressemitteilung des Statistischen Bundesamtes jeder siebente deutsche Bürger 80 Jahre oder älter sein. Momentan leben in Deutschland etwa 80,2 Millionen Menschen, 2060 werden es voraussichtlich nur noch 65 bis 70 Millionen sein. Die Bevölkerungsanzahl wird also insgesamt sinken. Außerdem wird es zu signifikanten Veränderungen in der Altersstruktur der Bevölkerung kommen. Heute sind 20% der Bevölkerung 65 Jahre oder älter. Bereits in den kommenden beiden Jahrzehnten wird der Anteil älterer Menschen deutlich steigen, so der Präsident des Statistischen Bundesamtes Roderich Egeler, im Rahmen einer Pressekonferenz zur 12. koordinierten Bevölkerungs-Vorausberechnung. Da die Zahl der Geburten bis 2060 stetig sinkt und gleichzeitig die Zahl der Sterbefälle bis Anfang der 2050er Jahre ansteigen wird, wird auch die Gesamtbevölkerung in Deutschland insgesamt zurückgehen. Daraus ergeben sich sowohl gesellschaftliche Probleme, als auch Probleme für die Sozialversicherungen: Es steigt zunächst prozentual der Bedarf an Sozialversicherungsleistungen (Rente, Pflege, Gesundheit) durch die älteren Menschen in Deutschland. Zusätzlich sinkt jedoch der Anteil der in die Sozialversicherung einzahlenden Erwerbstätigen. Somit kommt es zu einem starken Anstieg an Leistungen bei starkem Absinken der Einnahmen.[2] Viele Menschen werden länger arbeiten müssen, um ihre eigene Versorgung zu sichern. Außerdem werden die Älteren zunehmend interessant für einen Arbeitsmarkt, der sich bislang eher um junge Arbeitskräfte bemühte, da der berufliche Nachwuchs fehlt.[3] Daraus wird ersichtlich, dass es sich bei der Betreuung alter Menschen um eine gesellschaftliche Aufgabe mit wachsender Bedeutung handelt. Aus diesem Grund sollten sich auch die Medizinalfachkräfte

---

[1] Friege, 2010, S. 35.
[2] Friege, 2010, S. 36 ff.
[3] Vgl. http//www.bgw-online.de/internet/generator/Inhalt/OnlineInhalt/Statische_20Seiten/Navigation_20links/
Demografischer_Wandel_NEU/Demografischer_Wandel_in_Deutschland.html, 05.06.2013.

Gedanken machen, wie die Therapie ausgebaut und weiter verbessert werden kann, um diese Menschen individuell zu unterstützen und zu behandeln, aber auch um insgesamt auf dieses gesundheitspolitische Geschehen einzugehen. Es sollten verschiedene, auch neue Modelle herangezogen und kritisch betrachtet werden, um gerade älteren Menschen ein selbstständiges Leben zu ermöglichen. Ein Modell, welches solche Möglichkeiten impliziert, hat Aaron Antonovsky mit dem Salutogenese-Modell erstellt.

1.2 Folgen für Gesundheitswesen und Pflege

Da es in Zukunft immer mehr ältere Menschen geben wird, wird es auch immer mehr Patienten geben, die medizinisch, pflegerisch und therapeutisch versorgt werden müssen. Durch die Zunahme der älteren Patienten ergeben sich diverse Probleme für sämtliche Gesundheitsberufe: Die Multimorbidität der Patienten nimmt zu, die körperliche Robustheit sinkt und chronische Krankheiten nehmen zu.[4] Vor allem wird diese Entwicklung Folgen für die Pflege der älteren Menschen haben. In Zukunft werden zunehmend ältere, multimorbide und demente Patienten von ebenfalls immer älterem Pflegepersonal versorgt werden müssen.[5]

---

[4] Vgl. http//www.who-tag.de/pdf/2006pfaff.pdf, 07.06.2013.
[5] Vgl. http//www.sentiso.de/informationen/30-demographischer-wandel-und-soziale-sicherheit, 09.06.2013.

2. Geriatrie

2.1 Der Unterschied zwischen Gerontologie und Geriatrie

Die Gerontologie (von gr. geron = *altern, Greis* und logos = *Lehre*) ist die Wissenschaft, die sich mit den körperlichen, seelischen und sozialen Vorgängen des Alterns beschäftigt. Sie wird auch als Altersforschung bezeichnet. Das Ziel der Gerontologie ist es, ein möglichst umfassendes Verständnis vom menschlichen Altern zu erwerben. Dies erfordert die Zusammenarbeit verschiedener Disziplinen, wie z.B. der Genetik, der Molekular- sowie der Zellbiologie, der Pathologie, der Psychologie und der Statistik. Die Geriatrie ist davon abgegrenzt als die Lehre der Krankheiten und deren Behandlung des alternden Menschen. Sie ist der medizinische Zweig der Gerontologie und wird auch als Altersheilkunde bezeichnet.[6]

2.2 Das Altern

Altern ist ein Prozess, der von Geburt an unumkehrbar fortschreitet. Entsprechend prägte M. Bürger, der Begründer der Altersforschung in Deutschland den Begriff der *Biomorphose*. Dieser bezeichnet die Gesamtheit der Veränderungen, die der Mensch von der Keimzelle bis zum Tod durchläuft. Altern ist ein biologischer, psychischer und sozialer Prozess. Dieser Alterungsprozess lässt sich anhand von vier Kriterien charakterisieren: Der Altersvorgang ist universal und für alle Lebewesen gültig. Er ist irreversibel, also unumkehrbar. Er vermindert die Anpassungsfähigkeit des betroffenen Individuums. Er ist biologisch-genetisch vorherbestimmt und damit auch durch lebenslange Schonung nicht zu verhindern.[7] Altern kann also als zunehmender Funktionsverlust auf dem Boden struktureller Veränderungen definiert werden. Es bestehen jedoch hinsichtlich des Beginns, der Geschwindigkeit und des Ausmaßes altersbedingter Veränderungen Unterschiede zwischen den einzelnen Individuen. Da das Altern sowohl physiologische Parameter, als auch psychische und soziale Aspekte einschließt, ist das Altern ein sehr komplexes

---

[6] Amberg, 1995, S. 427.
[7] Amberg, 1995, S. 105.

Geschehen.[8] Alter ist keine Krankheit, aber im Alter mehren sich verschiedene Krankheiten. Außerdem begünstigt und beschleunigt die verminderte Adaptionsfähigkeit (=Anpassungsfähigkeit)[9] der älteren Klienten das Auftreten von Erkrankungen.[10] Die Krankheitsbilder der betagten Menschen erfordern fast immer fächerübergreifende Diagnostik und Therapie.[11]

2.3 Altersveränderungen

Die gerontologische Forschung hat in den vergangenen Jahrzehnten eine Bestandsaufnahme altersbedingter Veränderungen erbracht. Sie werden organbezogen dargestellt.[12] Hierbei ist es wichtig zu erwähnen, dass diese Veränderungen physiologisch sind und im Alter jeden Menschen mehr oder weniger betreffen können. Diese typischen Veränderungen können die physischen, die psychischen und die sozialen Funktionen beeinträchtigen. Es ist jedoch möglich, bis ins hohe Alter gesund und leistungsfähig zu bleiben, wenn diese Funktionen fortlaufend genutzt werden. Altersbedingte Verluste dieser Körperfunktionen führen nicht automatisch zum Auftreten chronischer Erkrankungen, können diese aber begünstigen. Die Übergänge hierbei sind fließend. In der physiotherapeutischen Behandlung müssen nachlassende Körperfunktionen, bestehende Krankheiten und das individuelle soziale Umfeld des älteren Menschen berücksichtigt werden.[13]

2.4 Der geriatrische Patient

Ein geriatrischer Patient ist ein älterer Patient, der multiple Krankheiten und Altersveränderungen mit daraus resultierenden Behinderungen hat. Diese schränken den Patienten in seiner selbstständigen Alltagsbewältigung und Selbstpflege ein oder bedrohen diese. Unterschiedliche krankheitsbedingte oder altersbedingte Zustände treten dabei in engen Wechselwirkungen auf und führen dann gemeinsam zu Einschränkungen körperlichen, psychischen und sozialen Funktionen. Daher muss die gesundheitliche Situation

---

[8] Dorner, 1997, S. 77 f.
[9] Duden Fremdwörterbuch, 2000, S. 24.
[10] Götsch, 2007, S. 375.
[11] Götsch, 2007, S. 374.
[12] Dorner, 1997, S. 78.
[13] Ebelt-Paprotny, 2008, S. 726.

multidimensional betrachtet und erfasst werden. Die Diagnostik und weitere Interventionen müssen also die physische und die psychische Ebene sowie das soziale und das häusliche und materielle Umfeld berücksichtigen. Durch diese spezifische Situation ergibt sich die besondere Form der Medizin: die Geriatrie. Die Geriatrie befasst dich daher in besonderem Umfang mit den Bedürfnissen und Anforderungen älterer Patienten und richtet sich genau nach diesen aus. Maßgebliche Interventionen kommen nicht mehr vorwiegend aus dem ärztlichen Bereich, vielmehr arbeiten an den Problemen des geriatrischen Patienten viele unterschiedliche Berufsgruppen. Sie müssen ihre fachspezifischen Methoden, Kenntnisse und Fertigkeiten aufeinander abgestimmt in den diagnostischen und therapeutischen Prozess einbringen. Der Patient als autonom handelnder Mensch gibt die Therapieziele vor, an denen sich Diagnostik und Intervention zu halten haben.[14]

2.5 Das Profil des geriatrischen Patienten

Folgende zusätzliche Merkmale kennzeichnen das Profil des geriatrischen Patienten konkret: biologisches Alter mit physiologischen Altersveränderungen, multiple chronische Erkrankungen und multiple chronische funktionelle Einschränkungen in wechselseitiger Beeinflussung, große Schwankungsbreite der Normalwerte, atypische Symptomenpräsentation, somatisch, kognitiv und affektiv erhöhte Instabilität und verringerte Anpassungsfähigkeit; fehlende sektorielle Begrenzung eines Organschadens, kritisch begrenzte Kompensationsfähigkeit, Gefahr der Fehlanpassung, reduzierte Spontanrekonvaleszenz, drohende Immobilisation, oft unzureichende oder fehlagierende soziale Unterstützungssysteme, biographische Krisensituation, verminderte oder bedrohende Alltagskompetenz, Notwendigkeit der Rehabilitation und / oder Langzeitbetreuung und -pflege. Es müssen nicht alle diese Merkmale im Einzelfall vorliegen. Jeder Patient hat ein bestimmtes individuelles Profil, welches sich aus mehreren dieser Merkmale in unterschiedlicher Ausprägung zusammensetzt.[15]

---

[14] Dorner, 1997, S. 5 ff.
[15] Dorner, 1997, S. 7.

2.6 Multimorbidität und Alltagskompetenz

Der Begriff der *Multimorbidität* bezieht sich auf Patienten, die gleichzeitig von mehreren Krankheiten betroffen sind.[16] Es gibt Krankheiten, die beim alten Menschen so häufig vorkommen, dass sie das typische Bild seiner gesundheitlichen Situation prägen. Je älter ein Mensch ist, desto größer ist das Risiko, zu erkranken. Bei der Multimorbidität kann es sich um Begleiterkrankungen verschiedener Ursachen oder um ebensolche Kombinationskrankheiten handeln. Dabei ist zu beachten, dass das Neuauftreten einer Erkrankung oder die Entgleisung eines Leidens beim geriatrischen Patienten Krankheitsketten auslösen kann. So kann beispielsweise eine akute oder chronische Entzündung des Lungengewebes (=Pneumonie)[17] zu einer Überblähung und Ansammlung von Luft in ungewöhnlichem Maß in der Lunge führen (=Lungenemphysem).[18] Dies wiederum kann eine kardiale Dekompensation zur Folge haben; wobei das Herz nicht mehr in der Lage ist, ausreichenden Ausgleich bei einer verminderten Funktion oder Leistung zu erbringen.[19] Diese Dekompensation wiederum lässt die zunächst jahrelang asymptomatische, eventuell auch noch nicht diagnostizierte Verengung der großen zum Kopf führenden Halsarterie (=Karotisstenose)[20] kritisch werden und kann letztendlich zu einem Hirninfarkt führen. Dabei kommt es zum Absterben des Hirngewebes durch Verminderung der Durchblutung.[21] Die Auftretenswahrscheinlichkeit der Multimorbidität und chronischer Krankheiten wie z. B. von Bronchitis, Rheuma, Arthrosen, Verschleiß-, Viren-, Zucker- und Krebserkrankungen sowie von Schlaganfällen, Gefäßerkrankungen, koronaren Herzerkrankungen und demenziellen Erkrankungen steigt mit zunehmendem Alter.[22] Dieses Beispiel zeigt, wie labil das vorher intakte Kreislaufsystem eines älteren Menschen sein kann. Die Anzahl der Erkrankungen sagt jedoch wenig über den tatsächlichen Gesundheitszustand aus. Für die Bewältigung des Alltags ist nicht das

---

[16] Pschyrembel Klinisches Wörterbuch 2004, S. 1188.
[17] Pschyrembel Klinisches Wörterbuch 2004, S. 1447.
[18] Pschyrembel Klinisches Wörterbuch 2004, S. 481.
[19] Pschyrembel Klinisches Wörterbuch 2004, S. 374.
[20] Pschyrembel Klinisches Wörterbuch 2004, S. 908.
[21] Pschyrembel Klinisches Wörterbuch 2004, S. 859.
[22] Frieling-Sonnenberg, 1997, S. 23 f.

Bestehen einer Krankheit entscheidend, sondern deren Auswirkung auf die Funktion (Funktion = Leistung, Tätigkeit, Verrichtung). Die Geriatrie sollte nicht die Krankheit, sondern muss den Kranken und sein Umfeld behandeln, erfordert die Zusammenschau vieler unterschiedlicher Fachgebiete im Dialog mit dem Patienten. Aufgrund der vielfachen, gleichzeitig bestehenden gesundheitlichen Probleme, deren Ursachen oft nicht mehr heilbar sind, ist das Navigieren des Patienten in den vielen unterschiedlichen Disziplinen der Medizin ein heikles Problem. [23] Das Schlüsselwort, welches sich in der Geriatrie für die Bewältigung der täglichen Aufgaben und Verrichtungen eingebürgert hat, lautet *Alltagskompetenz*. Die oben genannten Wechselwirkungen zwischen multiplen chronischen Erkrankungen und Behinderungen sowie die altersbedingten Funktionsveränderungen führen zu einer Reduktion der Kompetenz im Alltag. Dies äußert sich in einem Missverhältnis zwischen Anforderungen im Alltag durch die Umgebung einerseits und den funktionellen Leistungen des Patienten andererseits. Die Alltagskompetenz ist also die Fähigkeit, sich in einem gegebenen Umfeld selbst zu versorgen und täglich wiederkehrende Verrichtungen selbstständig durchzuführen. Der Begriff umfasst die Funktionen der täglichen körperlichen Selbstversorgung (Essen, Waschen, Anziehen, sich Bewegen, selbstständige Hauhaltsführung, Lebensgestaltung im sozialen Umfeld). Das allgemeine Ziel ist die Befähigung zu einem möglichst selbstständigen Leben in einem selbst gewählten sozialen Umfeld in einem selbstbestimmten Alltag. Dabei soll auf die persönliche Lebensplanung und das persönliche Ziel der Patienten eingegangen werden. Die Abhängigkeit von fremder Hilfe soll so gering wie möglich gehalten werden.[24]

---

[23] Runge, 1995, S. 9 ff.
[24] Runge, 1995, S. 24 f.

3. Physiotherapeutische Versorgung in der Geriatrie

3.1 Ziele der Therapie

Physiotherapeuten ermitteln aufgrund eines Befundes, welche Zielsetzung für die darauf folgende Therapie relevant ist. Die von ihnen durchgeführten Maßnahmen sollen diese vorher festgelegten Ziele erreichen. Folgende Ziele sind für die physiotherapeutische Behandlung in der Geriatrie von besonderer Bedeutung: Reduzierung oder Beseitigung der Folgen chronischer Krankheiten und Behinderungen, Vermeidung von Rückfällen oder gar der Verschlechterung des Gesundheitszustandes, weiter soll hingearbeitet werden auf eine Verlangsamung des Krankheitsverlaufs sowie auf die Anpassung des aufgrund der bestehenden chronischen Krankheit oder Behinderung individuellen Verhaltens mit dem Ziel, bestimmte physische und psychische Belastungen zu vermeiden; ein Teil der Behinderungsauswirkung wird dabei durch technische Hilfsmittel (z.B. Rollstühle, Anziehhilfen) ausgeglichen, um die Selbstständigkeit und die Unabhängigkeit zu fördern oder zu erhalten, ferner wird das Therapieziel der Reduzierung von Behinderungsauswirkung unterstützt durch persönliche Hilfe beim Aufstehen, Gehen, Anziehen; hierzu ist mitunter eine Anpassung der relevanten physikalischen Umwelt (rollstuhlgerechtes WC, Beratung der Angehörigen) erforderlich. Dringend müssen Unfälle und Stürze[25] vermieden werden, etwa durch die Verbesserung von Gleichgewicht und Reaktion, weiter durch die Verbesserung der Ausdauer, den Erhalt der Beweglichkeit, die Steigerung oder den Erhalt der Kraft. Außerdem wird die Selbstständigkeit gesteigert durch Übungen der Gebrauchsbewegungen für Körperpflege, Ankleiden, letztlich die Fortbewegung innerhalb und außerhalb des Hauses, damit diese eine gewisse Routine darstellen. Bei diesen Teilzielen ist wiederum erkennbar, dass die übergeordneten Hauptziele in der physiotherapeutischen Versorgung des geriatrischen Patienten vor allem die Selbstbestimmung, die Alltagsbewältigung und Alltagskompetenz sowie der Erhalt der Autonomie und der

---

[25] Dorner, 1997, S. 23 f.

Selbstversorgung des Patienten sind.[26] Das Bemühen der Physiotherapie und auch aller anderer Medizinalfachberufe ist darauf gerichtet, so vorzugehen, dass der alte Mensch wieder in die Lage versetzt wird, möglichst unabhängig von Pflege und Hilfe durch Dritte ein eigenverantwortliches und selbstständiges Leben in seiner gewohnten Umgebung zu führen.[27]

3.2 Gesichtspunkte der Behandlung des geriatrischen Patienten

Vor allem bei alten und kranken Menschen ist es wichtig, die menschlichen Grundbedürfnisse in die Therapie einzubeziehen (Sicherheit, Vertrauen, Beachtung, Anerkennung). Der Therapeut, der den Patienten betreut und behandelt, sollte diesem Sicherheit und Vertrauen entgegenbringen und ihm Freiraum im Handeln und Erleben durch Information und geistige Teilhabe einräumen. Ein ruhiger Umgang und Gespräche vermitteln Geborgenheit und Akzeptanz. Daher sind die persönliche Intimsphäre und die altersbedingten Einschränkungen in Belastbarkeit, Beweglichkeit, Muskelkraft und Reaktion zu beachten. Außerdem sollte ein geeignetes Behandlungsziel gewählt werden, welches den Alltagsanforderungen des alten Menschen entspricht – idealer Weise also unter Einbeziehung und mit Zustimmung des betagten Patienten. Ihm muss erklärt werden, warum eine bestimmte Behandlung durchgeführt wird und wofür die einzelnen Übungen und Therapiemaßnahmen nötig sind. Die Erklärungen sollen kurz, verständlich, folglich ohne Fachbegriffe, laut und deutlich erfolgen. Man sollte geriatrischen Patienten nur je eine präzise Aufgabe stellen, damit ihn eine zu große Vielfalt nicht überfordert. Dies würde ihm unnötig seine Grenzen aufzeigen. Viel wichtiger ist es, dem Patienten seine Fortschritte vor Augen zu führen. Ermutigung und erkennbar ehrlich gemeintes Lob sind Hilfen für mehr Zuversicht und Aktivität. Das soziale Umfeld unterstützt die Therapie ebenfalls. Angehörige sollen mit dem geriatrischen Patienten üben und ihn immer wieder auffordern, seine täglichen Verrichtungen selbstständig durchzuführen. Des Weiteren ist es angezeigt, die Belastbarkeit des älteren Klienten zu beachten. Diese ist also immer wieder durch den Therapeuten zu beobachten und zu kontrollieren (Blutdruck, Schweißbildung, Puls, etc.).

---

[26] Ebelt-Paprotny, 2008, S. 726 ff.
[27] Götsch, 2007, S. 376.

Insgesamt ist die Behandlungsdauer in der Physiotherapie bei geriatrischen Patienten länger als bei jüngeren, da die Intensität der Behandlung nicht so hoch sein kann. Der Gesamterfolg der Therapie wird auch erst über einen längeren Zeitraum erreicht. Abschließend ist außerdem zu erwähnen, dass über die Ziele nicht der Therapeut oder das Team alleine entscheiden darf. Der Patient muss immer einbezogen und seine Vorstellungen müssen immer erfragt werden.[28]

---

[28] Dorner, 1997, S. 147 ff.

4. Das Modell der Salutogenese nach Aaron Antonovsky

4.1 Definition

Der Begriff Salutogenese leitet sich vom Lateinischen *salus* und von griechisch *genese* ab. *Salus* bedeutet gesund, heil, gerettet, sauber, erlöst. *Genese* wird mit dem deutschen Wort *Entstehung* übersetzt. Die Salutogenese stellt also die Frage, wie ein Mensch die Balance zwischen Gesundheit und Krankheit findet, sein Leben eigenverantwortlich gestaltet und sich in seinem individuellen Lebensraum entwickelt. Sie beschreibt die Kräfte, die einem Individuum helfen, gesund zu sein oder zu bleiben. Diese Kräfte entwickeln die Fähigkeit des Individuums, mit Belastungen des Lebens und des Alltags erfolgreich und kreativ umzugehen. Das Konzept der Salutogenese untersucht somit das Phänomen der Gesundheit und deren Voraussetzungen. Die zentralen Fragen des salutogenetischen Konzepts lauten: Warum bleiben Menschen trotz vieler gesundheitsgefährdender Einflüsse gesund? Wie schaffen sie es, sich von Krankheiten wieder zu erholen? Was ist das Besondere an Menschen, die trotz extremster Belastungen nicht krank werden?[29]

4.2 Abkehr von der Pathogenese

Im Vergleich zur *Pathogenese*, welche sich mit der Ursache und der Entstehung von Krankheiten beschäftigt, versucht die *Salutogenese* diese eher eindimensionale Sicht in der Medizin zu ergänzen, um neue Sichtweisen und auch Möglichkeiten in der Therapie zu schaffen. Gesundheit und Krankheit werden in Antonovskys Modell nicht als zwei dichotome Zustände, sondern als ein Kontinuum definiert. Dieses Kontinuum definiert einen lückenlosen Zusammenhang und stetigen Prozess.[30] Ein Dichotom hingegen ist eine Variable, die genau zwei Zustände annehmen kann (z.B. entweder gesund sein oder krank sein).[31] Ein Mensch bewegt sich laut A. Antonovsky stets zwischen den Polen Gesundheit und Krankheit hin und her. Er befindet sich also einmal mehr auf dem Weg Richtung Krankheit und einmal weniger. Das

---

[29] Bengel, 1998, S. 24.
[30] Duden Fremdwörterbuch 2000, S. 539.
[31] Duden Fremdwörterbuch 2000, S. 223.

13

pathogenetische Modell erklärt, was Menschen krank macht und begreift Krankheit als Abwesenheit von Gesundheit. Das *salutogenetische* Modell hingegen möchte erklären, was Menschen gesund erhält.[32] In der salutogenetischen Betrachtungsweise werden Gesundheit und Krankheit nicht als zwei sich einander ausschließende Zustände, sondern als Endpunkte des Kontinuums betrachtet. Der individuelle Gesundheitszustand des Menschen ergibt sich dabei aus einer dynamischen Wechselwirkung zwischen Gesundheitsrisiken und Gesundheitsressourcen der Person.[33] Antonovsky möchte dabei nicht auf die pathogenetische Sichtweise der medizinischen Forschung verzichten. Vielmehr möchte er diese durch das salutogenetische Denken erweitern. Salutogenese und Pathogenese ergänzen sich für ihn in ihren Fragestellungen.[34]

4.3 Die Wurzeln der salutogenetischen Idee Antonovskys

Der Begriff der Salutogenese wurde von Aaron Antonovsky geprägt (1923-1994). Er studierte an der Yale-Universität Soziologie und spezialisierte sich später auf Medizinsoziologie. Die Quellen seines salutogenetischen Denkens liegen in seiner Arbeit zur Stressforschung, zweitens in seinen jüdischen Wurzeln sowie in seiner Affinität zur Kulturanthropologie. Diese vermeidet die verengte Sicht des westlich-individualistischen Menschenbildes. Stattdessen stellt sie das Vertrauen in den Mittelpunkt, sich dem "gefährlichen Fluss des Lebens" überlassen zu können, Auswege zu finden und Krisen zu meistern. Dabei ist die Hilfe anderer genauso wichtig, wie die eigene Kraft.[35]

Seine jüdische Herkunft spielt insofern eine Rolle, als der Anstoß für Antonovskys salutogenetische Idee auf einer Untersuchung an israelischen Frauen zur Menopause in den sechziger und siebziger Jahren des vorigen Jahrhunderts basiert. Daraufhin wurde Antonovsky auf eine Gruppe von Probanden aufmerksam, welche die Konzentrationslager im National-sozialismus überlebt hatten und trotz schwerer, mehrdimensionaler Traumata gesund waren bzw. sich so fühlten. Somit stellte er sich folgende Frage: "Woher

---

[32] Lorenz, 2005, S. 29 ff.
[33] Habermann, 2005, S. 129 f.
[34] Bengel, 1998, S. 26.
[35] Schüffel, 1998, S. 1ff.

haben diese Frauen, denen so viel Schlimmes widerfahren war, die Kraft genommen, sich positiv auf eine neue Lebensphase einzustellen?"[36] Die zentrale Fragestellung der Salutogenese ist folglich, wie es dazu kommt, dass Menschen unter Bedingungen, unter denen viele andere erkranken, trotzdem gesund bleiben.[37] Durch die oben erwähnte Berliner Altersstudie wird bestätigt, dass sich alte Menschen trotz gehäufter Krankheiten wohl fühlen.[38]

4.4 Die Berliner Altersstudie aus dem Jahre 2010: Zufriedenheit im Alter trotz gehäufter Erkrankungen

In jedem Alter streben Menschen nach Lebenszufriedenheit. In der Berliner Altersstudie von 2010 ging es unter anderem darum, Fragen über das Wohlbefinden im hohen Alter aus medizinischer, soziologischer und psychologischer Perspektive zu betrachten. Es zeigte sich, dass die meisten Teilnehmer der Studie - trotz zum Teil erheblicher Einschränkungen und Krankheiten - angaben, zufrieden zu sein. Die Ergebnisse über das subjektive Wohlbefinden verdeutlichen die Fähigkeit alter Menschen, sich durch Regulationsprozesse ihren Lebensumständen anzupassen. Es muss aber auch darauf hingewiesen werden, dass die Anforderungen und Verluste des hohen Alters diese psychologische Widerstandsfähigkeit an ihre Grenzen führen könnte. Aus dieser Perspektive wird deutlich, dass das Wohlbefinden alter Menschen unterstützt werden kann. Es gibt viel Raum für Verbesserungen ihrer Lebensumstände durch technologische Entwicklung, politische Maßnahmen und gesellschaftliche Veränderung. Aber auch die Medizinalfachberufe und die Physiotherapie können hier ansetzen. Die Studie beweist, dass sich ein alter Mensch gesund fühlen kann, obwohl er mehrere Krankheiten aufweist. Die Aufgabe der Therapeuten sollte es also sein, die Fähigkeiten der Regulationsprozesse zu erhalten oder eventuell auszubauen und noch weiter zu verbessern, um sich dieser multimorbiden Situation anpassen zu können. Hierzu kann das salutogenetische Denken als Grundlage dienen.[39]

---

[36] Schüffel, 1998, S. 13.
[37] Antonovsky, 1997, S. 190.
[38] Habermann, 2005, S. 128.
[39] Lindenberger, 2010, S. 521.

4.5 Die Metapher „Das Leben als Fluss"

Antonovsky verdeutlicht sein Modell anhand einer Metapher. Hierbei vergleicht er das Leben des Menschen mit einem Fluss. In der modernen westlichen Medizin sieht er ein wohlorganisiertes Bemühen, Ertrinkende aus dem reißenden Fluss zu retten oder am Ufer entlangzuführen. Der Ertrinkende symbolisiert hierbei den kranken Mensche. Aus salutogenetischer Sicht gibt es jedoch kein sicheres Ufer. Es geht vielmehr darum, dem Ertrinkenden dabei zu helfen, guter Schwimmer zu werden. Erwähnenswert ist auch, dass sich alle Menschen in diesem Fluss befinden. Die Fachkräfte im Gesundheitswesen, somit auch die Physiotherapeuten, sollen also Personen zu guten Schwimmern ausbilden, egal wo im Fluss diese sich befinden. Dabei sollte jeder Kranke individuell betrachtet werden (hinsichtlich Charakter, historischer, soziokultureller und physikalischer Umweltbedingungen). Für manche Patienten wird das Schwimmen durch sehr schwere Krankheiten, Multimorbidität, hohes Alter oder Behinderung nicht mehr möglich sein. Dann ist es die Aufgabe der Gesundheitsfachkräfte, die Flussläufe so zu gestalten, dass auch schlechten Schwimmern ein nicht überforderndes Vorwärtskommen ermöglicht wird. Auf der anderen Seite sollen die individuell vorhandenen Fähigkeiten zum Schwimmen optimiert werden. Zusammengefasst bedeutet das, dass es sowohl um die gesellschaftlichen als auch um die individuellen Bedingungen geht.[40]

4.6 Das Gesundheits-Krankheits-Kontinuum (Health-disease-continuum, Health-ease-dis-ease-continuum)

Antonovskys Metapher des Flusses umschreibt ein Gesundheits-Krankheits-Kontinuum. Hierbei werden Gesundheit und Krankheit nicht als dichotome, sich gegenseitig ausschließende Pole betrachtet. Gesundheit und Krankheit befinden sich laut Antonovsky auf einer Linie zwischen den beiden Polen. Das hat zur Konsequenz, dass niemand ausschließlich krank sein kann, sondern sich höchstens auf dem Kontinuum eher Richtung Krankheit bewegt. Hierbei

---

[40] Antonovsky, 1997, S. 190.

lässt sich keine exakte Grenze ziehen zwischen gesund und krank. Dies liegt an der Schwankungsbreite in den biologischen und psychosozialen Faktoren.[41]

4.7 Der Kohärenzsinn

Kohärenz kann mit den Worten Zusammenhang bzw. Grundsatz von allem Seienden übersetzt werden.[42] Für den Kohärenzsinn in Antonovskys Modell werden auch die Synonyme Kohärenzgefühl, Sense of Coherence oder lediglich die Abkürzung SOC verwendet. Dieser Kohärenzsinn wird im salutogenetischen Modell als globale Orientierung verwendet und drückt das Maß aus, in dem der Mensch ein durchdringendes, andauerndes, dynamisches Gefühl des Vertrauens hat, dass die eigene Umwelt vorhersehbar ist und dass sich Dinge meist so entwickeln werden, wie vernünftigerweise erwartet werden kann. Der Kohärenzsinn entwickelt sich durch bestimmte Erfahrungen, die ein Mensch im Laufe seines Lebens macht. A. Antonovsky ist sich im Klaren darüber, dass äußere Faktoren wie Krieg, Hunger oder schlechte hygienische Verhältnisse die Gesundheit gefährden können. Dennoch gibt es unter denselben äußeren Umständen Unterschiede im Gesundheitszustand verschiedener Menschen. Wenn die äußeren Gegebenheiten also genau gleich sind, dann liegt es laut Antonovsky an der Ausprägung der kognitiven und affektiven Grundeinstellung, wie gut ein Mensch oder auch ein Patient in der Lage ist, vorhandene Ressourcen zum Erhalt seiner Gesundheit und seines Wohlbefindens zu nutzen. Genau diese Grundhaltung wird als Sense of Coherence bezeichnet. Je ausgeprägter also das Kohärenzgefühl eines bestimmten Menschen ist, desto gesünder fühlt sich ein Mensch, desto schneller kann dieser gesund werden bzw. desto länger kann er es bleiben.[43] In der physiotherapeutischen Behandlung kann also versucht werden, diesen SOC auszubauen oder weiter auszuprägen (auch bei betagten Patienten). Das SOC drückt in Bezug auf das globale Gefühl Folgendes aus: Die Stimuli, die sich im Verlauf des Lebens aus der inneren und äußeren Umgebung ergeben, sind strukturierbar, vorhersehbar und erklärbar. Dem Menschen stehen

---

[41] Hurrelmann, 2003, S. 17 ff.
[42] Duden Fremdwörterbuch 2001, S. 511.
[43] Bengel, 1998, S. 28.

Ressourcen zur Verfügung, um den Anforderungen zu begegnen, die diese Stimuli darstellen. Diese Anforderungen sind Herausforderungen, für die sich Anstrengung und Engagement lohnen. Der Kohärenzsinn wird dabei von drei Komponenten bestimmt: Verstehbarkeit (Comprehensibility), Handhabbarkeit oder auch Gegenseitigkeit (Manageability) und Bedeutsamkeit oder auch Sinnhaftigkeit (Meaningfulness). Die *Verstehbarkeit* stellt die Erfahrung dar, dass die Umwelt in sich stimmig ist, der Mensch Regelmäßigkeiten entdeckt und verschiedene Spielräume ausloten kann. Die Ereignisse im Leben werden dadurch vorhersehbar und auch erklärbar. Die Verstehbarkeit drückt die Fähigkeit aus, die Realität des Menschen beurteilen zu können. Es beschreibt die Fähigkeit von Menschen, auch unbekannte Stimuli adäquat mit kognitiven Verarbeitungsmustern geordnet zu bearbeiten. Das bedeutet, mit unbekannten Krisensituationen wie beispielsweise schwerer Krankheit, Multimorbidität, Altersveränderungen oder mangelnder Ernährung umgehen zu können.[44] Die *Handhabbarkeit* oder auch Bewältigbarkeit definiert die Erfahrung, dass sowohl interne als auch externe Ressourcen zur Bewältigung von Anforderungen (z. B. auch Krankheiten) verfügbar sind. Die Anforderungen des täglichen Lebens oder auch die einer Krankheit werden als Herausforderungen angenommen. Es meint eine Art Vertrauen als kognitiv-emotionales Verarbeitungsmuster. Die Kognition beinhaltet beispielsweise Problemlösungsstrategien, die affektiv als bedeutsam wahrgenommen werden. Damit werden dann geeignete Ressourcen ausgewählt, um Anforderungen und Schwierigkeiten lösen zu können. Die *Bedeutsamkeit* oder auch Sinnhaftigkeit spiegelt wider, dass es lohnend ist, sich den Anforderungen gegenüber aktiv einzusetzen, und dass die Beteiligung an Entscheidungsprozessen für die Gruppe oder die Gesellschaft, in der man lebt, wichtig ist und dass es möglich ist und vor allem Spaß macht, sich zu engagieren. Das Leben wird als so emotional sinnvoll und wertvoll angenommen, dass sich eine Auseinandersetzung mit den Problemen lohnt. Es handelt sich hierbei um eine Komponente, welche der Lebensmotivation dient.[45] Aaron Antonovsky nimmt an, dass sich der Kohärenzsinn von der Geburt bis zum frühen Erwachsenenalter entwickelt. Bei Erwachsenen mit einem hohen

---

[44] Habermann, 2005, S. 126 ff.
[45] Habermann, 2005, S. 128.

SOC ist dieser stabil und verändert sich dabei nur unwesentlich. Ist der Sense of Coherence jedoch nur schwach ausgeprägt, so kann dieser gefördert werden. Genau an diesem Punkt kann die Physiotherapie in der Geriatrie ansetzten. Denn das Wissen, dass der SOC auch in hohem Alter gefördert oder eventuell ausgebaut werden kann, ist ein wichtiger Punkt, um den älteren Patienten neu zu betrachten und auch die Behandlung und die Therapie dementsprechend zu gestalten. Zur Messung des SOC wird ein Fragebogen verwendet, welcher sich auf verschiedene Lebensbereiche bezieht. Die Ergebnisse erlauben dann Aussagen über die individuelle Stärke der Elemente des SOC. Es werden jedoch keine Konsequenzen aufgezeigt.[46]

4.8 Stressoren

Eine weitere Rolle im salutogenetischen Konzept spielen die Stressoren. Sie sorgen für die Entwicklung und Verstärkung des Kohärenzsinns. Stressoren werden als Herausforderungen dargestellt, für die es keine unmittelbar vom Menschen verfügbaren oder automatisch adaptiven Reaktionen gibt. Sie umschreiben also das komplette Spektrum gesundheitsgefährdender, krankheitsverursachender Faktoren. Stressoren können biochemisch, physikalisch, aber auch psychisch sein und entweder von außen (aus der Umwelt) oder von innen (aus dem Organismus) kommen. Es ist jedoch nicht vorhersehbar, wie sich die Gesundheit einer Person entwickelt, wenn sie bestimmten Stressoren ausgesetzt ist, außer es handelt sich natürlich um Stressoren, welche den menschlichen Organismus direkt zerstören. Nach der Konfrontation mit einem solchen Stressor bewegt sich der Mensch dann auf dem Gesundheits-Krankheits-Kontinuum eher Richtung Krankheit oder eben eher Richtung Gesundheit (siehe hierzu auch Kapitel 4.6). In welche Richtung sich die Person letztendlich bewegt, hängt dabei vom Gleichgewicht zwischen dem Stressor und dem individuellen Kohärenzsinn der jeweiligen Person ab. Dieser Prozess läuft sowohl auf der kognitiven, als auch auf der zellulären Ebene ab. In der bio-medizinisch orientierten Medizin werden Stressoren als rein pathogenetisch betrachtet und werden von Medizinern bekämpft oder

---

[46] Antonovsky, 1997, S. 33 ff.

reduziert. In der Salutogenese hingegen wird ein Stressor rein subjektiv betrachtet und im Zusammenhang mit Bewältigungsstrategien, Ressourcen und subjektiver Sinnhaftigkeit gesehen. Demnach verschiebt sich also der Fokus von objektiven Risikofaktoren und pathogenen Prozessen zu subjektiven Kohärenzen und Konzepten von Gesundheit, Gesundheitshandeln und Gesundheitsförderung. Der erfolgreiche Ausgleich zwischen den Stressoren und Bewältigungsstrategien führt dann zum gesunden Eu-Stress.[47] Dabei handelt es sich um anregenden, leistungsfördernden, lebensnotwendigen und positiven Stress (aus dem Griechischen *eu* = gut).[48]

4.9 Ressourcenentwicklung

Es gibt unterschiedliche Faktoren, welche eine Spannungsbewältigung erfordern. Antonovsky erforschte daher ein Spektrum von Faktoren und Variablen, die mit dem Gesundheitszustand in Verbindung zu bringen sind: Individuelle Faktoren (körperliche Faktoren, Intelligenz, Bewältigungs-strategien) sowie soziale und kulturelle Faktoren (soziale Unterstützung, finanzielle Möglichkeiten, kulturelle Stabilität). Antonovsky nennt diese spannungserleichternden Faktoren „generalisierte Widerstandsressourcen". Er meint damit, dass sie in allen Situationen generell wirken können. Diese Faktoren sind Ressourcen, die die Widerstandsfähigkeit erhöhen und das SOC beeinflussen.[49]

4.10 Patientenbeispiel: Der Vergleich zweier älterer Patientinnen, welche den Zweiten Weltkrieg überlebten

Das folgende Fallbeispiel ist eher plakativ, verdeutlicht aber die komplexen Zusammenhänge der oben beschriebenen Konstrukte des Modells der Salutogenese: "Frau Schmidt und Frau Huber sind beides Frauen um die 80 Jahre und haben als junge Erwachsene den Zweiten Weltkrieg erlebt. Sie und ihre Familien sind beide in einer Großstadt ausgebombt gewesen und wurden evakuiert. Frau Schmidt erlebte diese Situationen als äußerst beängstigend. Die

---

[47] Antonovsky, 1997, S. 43ff.
[48] Duden Fremdwörterbuch, 2001, S. 286.
[49] Habermann, 2005, S. 126.

Zeit während der Bombenangriffe verbrachte sie mit Panik im Luftschutzkeller. Sie fühlte sich hilflos ausgeliefert und verstand nicht, warum sie solche Gefahren erleben musste. Für Frau Schmidt vollzog sich die Kriegssituation als unbegreifliche, kaum zu bewältigende Lebenserfahrung. Die Spannung der Stressoren des Krieges konnte sie nicht bewältigen und damit baute sie auch keine Widerstandsressourcen auf. Frau Huber hat in einer ähnlichen Situation auf ihre zwei jüngeren Geschwister aufpassen müssen, während der ältere Bruder an der Front war. Sie fühlte, dass ihr Bruder durch seinen Einsatz helfen würde, den Krieg zu beenden und war sich ihrer Fähigkeiten, für die jüngeren Geschwister zu sorgen, sehr bewusst. Für sie entstand damit ein starkes Kohärenzgefühl, da sie eine verstehbare, bewältigbare und sinnhafte Lebenserfahrung durchmachte. Es gelang ihr durch erfolgreiche Spannungs-bewältigung der auftretenden Stressoren des Krieges weitere positive Widerstandsressourcen aufzubauen. Mit diesen Widerstandsressourcen konnte sie wiederum die Bedeutung von Stressoren und die Erfahrung von Spannungzuständen beeinflussen. Frau Huber überstand die von Lebensmittelknappheit gekennzeichneten Kriegs- und Nachkriegsjahre zwar mit Untergewicht, aber dennoch gesund. Ihre insgesamt erfolgreiche Spannungsbewältigung verhalf ihr zu einem Leben in relativer Gesundheit. Die erfolgreiche Spannungsbewältigung der Mangelernährung stärkte wiederum Frau Hubers Widerstandsressourcen, sodass ihr Zustand eher dem Pol "gesund" des Gesundheits-Krankheits-Kontinuums zuzuordnen ist. Frau Schmidt erkrankte dagegen aufgrund der Mangelernährung mehrfach an Infektions- sowie Magen-Darm-Krankheiten. Sie galt stets als kränkelnde, hilflose Persönlichkeit und nahm sich selbst auch als solche wahr. Die erfolglose Spannungsbewältigung führte bei Frau Schmidt zu vermehrten Stresszuständen, die sie als nicht bewältigbar interpretierte. Im Modell des Gesundheits-Krankheits-Kontinuums ist ihr Zustand daher eher dem Pol des Krankseins zuzuordnen."[50]

---

[50] Habermann, 2005, S. 127.

5. Anwendung und kritische Betrachtung des Modells

Durch das salutogenetische Modell sollen neue Perspektiven für die therapeutische Behandlung, aber auch für die Betrachtung des Gesundheitsbegriffes geschaffen werden. Denn die Patienten können laut Antonovsky auf dem Gesundheits-Krankheits-Kontinuum trotz Krankheit Richtung Gesundheit orientiert bleiben, wenn sie adäquat betreut und behandelt werden. Stressoren sollten also nicht von vorneherein als schädigende Einflüsse, sondern als Herausforderungen betrachtet werden. Dies kann den Patienten im Zuge der Therapie erklärt werden. Die Idee des Konzepts reicht hierbei in alle Lebensreiche des Menschen hinein. Es wird vor allem am Wohlbefinden der Patienten angesetzt, um das Bewusstsein für mehr Gesundheitsförderung zu stärken. Empirische Ergebnisse über Gesundheits-vorstellungen und Erwartungen dienen dazu, therapeutisch angemessener zu handeln. Für die Medizinalfachberufe lässt sich dieses Wissen gut nutzen. Denn je mehr die Befürchtungen und Hoffnungen (auch an die Therapie) von Patienten verstanden werden, desto mehr steigen ihre Chancen, entsprechende Widerstandsressourcen aufzubauen.[51] Das Modell der Salutogenese wird als wichtig für die Anwendungsfelder Prävention, Rehabilitation und Gesundheitsförderung erachtet. So kann durch adäquate physiotherapeutische Behandlung auch ein geriatrischer Patient so gefördert werden, dass sich dieser trotz diverser Erkrankungen wohl fühlt und ein selbstbestimmtes Leben führen kann. Der Therapeut kann einen Patienten beispielsweise lehren, wie das Gangbild verändert werden kann, um Stürze und somit weitere Erkrankungen vermeiden zu können. Alle Aspekte der Gesundheitsförderung können also auf den älteren Menschen übertragen werden. Die Anwendung des salutogenetischen Modells ist in der Geriatrie noch nicht sehr weit verbreitet, jedoch aufgrund der typischen gesundheitlichen Situation eines betagten Menschen sehr relevant. [52] Da das oben genannte Kohärenzgefühl als individuelles Regulations- und Leistungspotenzial betrachtet wird, steht es bei der Bewältigung chronischer Erkrankungen im Zentrum der

---

[51] Reinhold, 2010, S. 49.
[52] Bengel, 1998, S. 71 ff.

pflegerischen und auch geriatrischen Gesundheitsberatung. Selbst wenn eine signifikante Veränderung des SOC in der Adoleszenz generell als nicht mehr möglich angesehen wird, wird davon ausgegangen, dass auch minimale Veränderungen des Kohärenzsinns durch z. B. adäquate physiotherapeutische Versorgung das Leiden von betagten Patienten erheblich reduzieren können. [53] Der geriatrische Patient und vielleicht auch die Angehörigen sollen dabei von den Anhängern der Medizinalfachberufe unterstützt werden, die eingetretenen Probleme zu verarbeiten (z. B. ist das Gehen nach einem Schlaganfall nur noch sehr schwer möglich.). In einem Gespräch werden die durch die Erkrankung verursachten Probleme und Schwierigkeiten erörtert. Die Gesprächsführung hierbei ist zunächst streng subjektiv orientiert (aus der Sicht des Patienten); d.h. über Fragen nach der subjektiven Problem- und nach der subjektiven Gesundheitsinterpretation wird zunächst der Ausgangspunkt des Patienten bestimmt, von dem aus die Problembewältigung erfolgen könnte. Dadurch erkennt der Physiotherapeut, wo der Patient steht und welche Informationen zur Besserung seines Zustands benötigt werden. Daraufhin erfolgt eine professionelle Aufklärung und Beratung, warum welche therapeutische Maßnahme angewandt wird und was diese bezwecken kann, um dem momentanen Zustand entgegen zu wirken oder diesen so zu modulieren, dass dieser erträglicher für den Patienten werden kann. Aus therapeutischer Sicht sollen damit die Hintergründe der auftretenden Probleme genauer beleuchtet werden. Durch dieses Vorgehen unterstützt der Physiotherapeut die Fähigkeit des Patienten, die aufgetretenen Stressoren kognitiv so einzuordnen, dass ihnen die Willkür und Zufälligkeit entzogen werden (z. B. möglicherweise ist die Inkontinenz durch einen Dauerkatheter entstanden und die Bewegungseinschränkungen könnten hauptsächlich durch Muskelabbau bedingt sein.). Die Frage, wie nun mit den aufgetretenen Problemen umgegangen wird, betrifft das Gefühl der Handhabbarkeit bzw. Bewältigbarkeit. Hierbei sollen den Patienten in der Physiotherapie die eigenen Ressourcen und Kompetenzen aufgezeigt werden (zwar kann der Patient momentan noch nicht gehen, hat aber Kraft in den Armen und im Rumpf und kann deshalb seinen

---

[53] Wydler, 2002, S. 173 ff.

23

Alltag selbstständig bewältigen und sogar kochen und sich im Rollstuhl fortbewegen.) Außerdem können Hilfepotenziale durch die Angehörigen ermittelt und Informationen sowie Aufklärung über weitere Hilfsangebote vermittelt werden (z. B. therapeutische Angebote, Hilfsmittel, Institutionen, Selbsthilfegruppen, etc.). Die Aufdeckung geeigneter Ressourcen stärkt das Gefühl des Patienten, mit den Folgen der Krankheit umgehen und auch die Anfangsschwierigkeiten überwinden zu können. Es soll eine allgemeine Stärkung der gesundheitlichen Ressourcen erfolgen. Das kann auf der körperlichen Ebene durch Maßnahmen zur Kräftigung der Muskulatur, der Verbesserung der Körpersensibilität, der Stabilisierung des Rumpfes, etc. erfolgen; aber auch auf der psychischen Ebene durch weitere Maßnahmen zur Stärkung vorhandener Bewältigungskompetenzen. Wenn der Patient nach zwei Wochen der therapeutischen Behandlung nun ohne Halt stehen kann, während ihm dies vorher nicht möglich war, dann sollte der Physiotherapeut dies in einem Gespräch verdeutlichen und reflektieren. Dazu sind auch Videoaufnahmen "Vorher-Nachher" sehr empfehlenswert. Denn dann sieht der Patient "schwarz-auf-weiß", was er durch die Physiotherapie schon erreicht hat. Dies kann die Widerstandsressourcen weiter stärken. Außerdem wird noch die soziale Ebene beleuchtet. Dabei können die Unterstützungsnetzwerke des älteren Patienten gestärkt, angeleitet und beraten werden. Das soziale Netzwerk gibt dem Patienten zusätzlich Halt und stärkt ihn ebenfalls in seinen Ressourcen. Zuletzt sollte noch folgender Gedanke betrachtet werden: Für einen alten Menschen bedeutet es, mit einer chronischen Erkrankung oder mehreren chronischen Erkrankungen leben zu lernen, weiterleben zu wollen auch mit Einschränkungen - und sich dessen bewusst zu sein. Zur Stärkung dieser Gefühlsdimension brauchen Physiotherapeuten und Patienten Zeit, sich kennen zu lernen. Die Anwendung des salutogenetischen Modells erfordert also Zeit und Energie für beide Parteien, kann sich dann aber als sehr lohnend erweisen und sich positiv auf die Krankheitsbewältigung und den Umgang mit der Krankheit auswirken. Insgesamt kann ein Patient dann besser nachvollziehen, warum welche Therapiemaßnahme oder -technik von dem

Physiotherapeuten angewandt wird.[54] Insgesamt sollte das salutogenetische Modell nicht starr als alleiniges Paradigma betrachtet werden. Es sollte eine Ergänzung in der physiotherapeutischen Behandlung sein, um den Horizont in den Therapiewissenschaften weiter auszubauen und die physische Therapie zusätzlich zu unterstützen.

---

[54] Wydler, 2002, S. 179 ff.

Anhang

Abbildung zu Kapitel 1.1

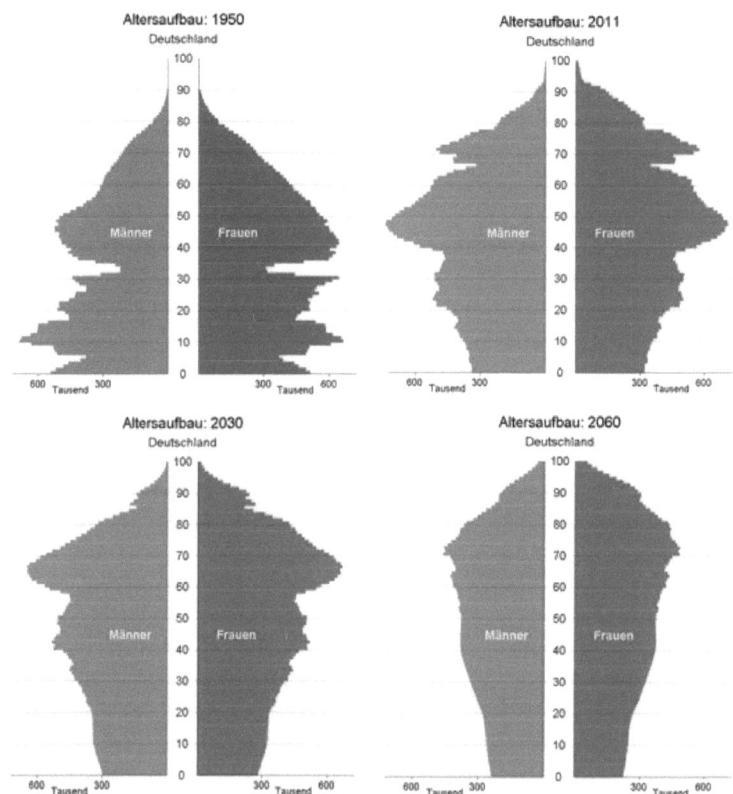

Abb. 1: Demografischer Wandel in der Bundesrepublik Deutschland
(Quelle: Statistisches Bundesamt, Juni 2013)

Abbildung zu Kapitel 2.6

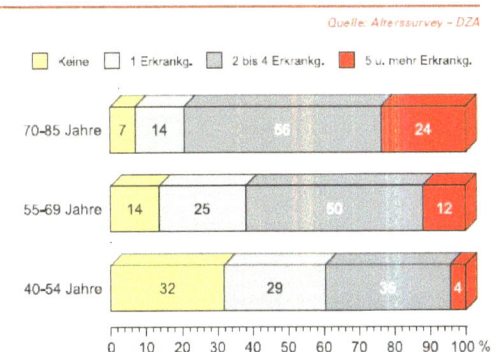

Abb. 2: Multimorbidität
(Quelle: Pressebroschüre BMFSJ 2002, der Alterssurvey Gesundheit und
Gesundheitsversorgung)

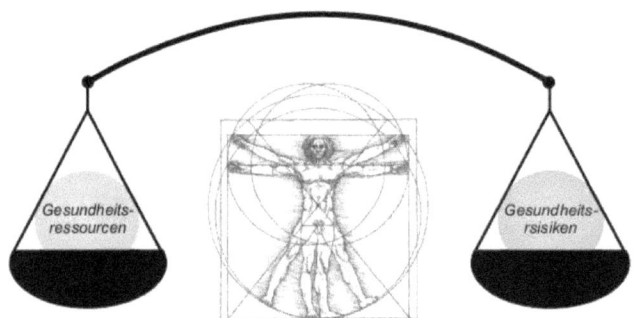

Gesundheits - Krankheits - Kontinuum

Abb. 3: Das Gesundheits-Krankheits-Kontinuum
(Quelle: http://www.gesundheitsfoerdernde-
hochschulen.de/HTML/B_Basiswissen_GF/B2_Rahmenbedingungen1.html, 22.06.2013)

Literaturverzeichnis

Printquellen

1. Amberg, Stephan C.; Schäffler, Arne (1995): Mensch, Körper, Krankheit. Anatomie, Physiologie, Krankheitsbilder; Lehrbuch und Atlas für die Berufe im Gesundheitswesen. 2. Aufl. Neckarsulm [u.a.]: Jungjohann [u.a.].

2. Antonovsky, Aaron; Franke, Alexa (1997): Salutogenese. Zur Entmystifizierung der Gesundheit. Tübingen: DGVT-Verl. (Forum für Verhaltenstherapie und psychosoziale Praxis, 36).

3. Bengel, Jürgen; Strittmatter, Regine; Willmann, Hildegard (1998): Was erhält Menschen gesund? Antonovskys Modell der Salutogenese - Diskussionsstand und Stellenwert ; eine Expertise. Köln: BZgA (Forschung und Praxis der Gesundheitsförderung, 6).

4. Bruder, Jens (1994): Was ist Geriatrie? 3. überarbeiteter Nachdruck. Rügheim.

5. Dorner, Heinrich (1997): Physiotherapie. Stuttgart, New York: Thieme.

6. Duden Fremdwörterbuch (2001). 7. Aufl. Mannheim: Dudenverlag (Der Duden in zwölf Bänden, 5).

7. Ebelt-Paprotny, Gisela; Preis, Roman (2008): Leitfaden Physiotherapie. 5. Aufl. München: Urban & Fischer in Elsevier (Klinikleitfaden).

8. Friege, Lars (2010): Versorgungsformen im nationalen und internationalen Vergleich. Gesundheitspolitik und Gesundheitssystemanalyse. Studienheft Nr. 001. 2. überarbeitete und erweiterte Auflage. Diploma Fachhochschule Nordhessen. Bückeburg.

9. Frieling-Sonnenberg, Wilhelm (1997): Krankheit oder Gesundheit im Alter. Theoretische Grundlagen für einen qualitativen Wandel in Altenhilfe und Sozialarbeit. Als Ms. gedr. Aachen: Shaker (Soziologische Studien).

10. Götsch, Karin (Hg.) (2007): Allgemeine und spezielle Krankheitslehre. 95 Tabellen. Stuttgart: Thieme (Ergotherapie Prüfungswissen).

11. Habermann, Carola; Bobbe, Gabriela (2005): Ergotherapie im Arbeitsfeld Geriatrie. Stuttgart: Thieme (Ergotherapie Lehrbuch).

12. Hurrelmann, Klaus; Laaser, Ulrich (2003): Handbuch Gesundheitswissenschaften. [Studienausgabe]. 3. Aufl., Stand: 2003. Weinheim [u.a.]: Juventa-Verl.

13. Lindenberger, Ulman (Hg.) (2010): Die Berliner Altersstudie. 3. Aufl. Berlin: Akad.-Verl. (Forschungsberichte / Interdisziplinäre Arbeitsgruppen, Berlin-Brandenburgische Akademie der Wissenschaften, 3).

14. Lorenz, Rüdiger (2005): Salutogenese. Grundwissen für Psychologen, Mediziner, Gesundheits- und Pflegewissenschaftler. 2. Aufl. München, Basel: E. Reinhardt.

15. Pschyrembel Klinisches Wörterbuch (2004). 260. Aufl. Berlin: De Gruyter.

16. Reinhold, Camilla (2010): Berufsspezifische Beiträge zur Gesundheitsförderung I. Studienheft Nr. 004. 2. überarbeitete Auflage. Hg. v. Diploma Fachhochschule Nordhessen. Bückeburg.

17. Rösler, Hans-Dieter; Szewczyk, Hans; Wildgrube, Klaus (1996): Medizinische Psychologie. 3. Aufl. Heidelberg [u.a.]: Spektrum, Akad. Verl (Spektrum Lehrbuch).

18. Runge, Martin; Rehfeld, Gisela (1995): Geriatrische Rehabilitation im Therapeutischen Team. 80 Tabellen. Stuttgart [u.a.]: Thieme.

19. Schüffel, Wolfram; Brucks, Ursula; Johnen, Rolf; Köllner, Volker; Lamprecht, Friedhelm; Schnyder, Ulrich (Hrsg.) (1998): Handbuch der Salutogenese. Wiesbaden: Ullstein Meidcal Verlagsgesellschaft.

20. Wydler, Hans (2002): Salutogenese und Kohärenzgefühl. Grundlagen, Empirie und Praxis eines gesundheitswissenschaftlichen Konzepts. 2. Aufl. Weinheim [u.a.]: Juventa-Verl. (Juventa-Materialien).

Internetquellen

1. http://www.bgw-online.de/internet/generator/Inhalt/OnlineInhalt/Statische_20Seiten/Navigation_20links/Demografischer__Wandel__NEU/Demografischer__Wandel__in__Deutschland.html (2013), zuletzt aktualisiert am 05.06.2013.

2. http://www.sentiso.de/informationen/30-demographischer-wandel-und-soziale-sicherheit (2013), zuletzt aktualisiert am 05.06.2013.

3. http://www.who-tag.de/pdf/2006pfaff.pdf (2013), zuletzt aktualisiert am 03.06.2013.

4. https://www.destatis.de/DE/PresseService/Presse/Pressemitteilungen/2009/11/PD09_435_12411.html (2013), zuletzt aktualisiert am 02.06.2013.

5. http://diploma.de/ (2013), 02.06.2013

Zusätzlich verwendete Literatur

Karmasin, Matthias; Ribing, Rainer (2011): Die Gestaltung wissenschaftlicher Arbeiten. Ein Leitfaden für Seminararbeiten, Bachelor-, Master- und Magisterarbeiten sowie Dissertationen. 6. Aufl. Wien: Facultas (UTB Schlüsselkompetenzen, 2774).